AF709499

DES ÉPISTAXIS

LEURS VARIÉTÉS, LEURS CAUSES, LEUR TRAITEMENT.

PAR

Le Docteur L.-G. ROY (de Paris)

Ancien Chef de Clinique

Spécialiste des Maladies du Nez, de la Gorge & des Oreilles

Rédacteur en Chef du journal Le Médecin

8°T91 d 68

PARIS
LIBRAIRIE MÉDICALE
21, RUE CUJAS 21
— 1905 —

CABINET-CLINIQUE DU DOCTEUR **L.-G. ROY**

MALADIES DU NEZ
DE LA GORGE
ET DES OREILLES

80, RUE REAUMUR (*Angle de la rue St Denis pres le Bd Sebastopol*)

CONSULTATIONS { LUNDI, JEUDI } de 9 heures a 11 heures du matin
SAMEDI de 8 heures a 9 heures du soir

Et ces trois mêmes jours de 4 h 1/2 a 6 heures

CONSULTATIONS au domicile particulier du Docteur 21, rue Soufflot
LUNDI, MERCREDI, VENDREDI de 1 heure a 3 heures (*Telephone 814 29*)

DES ÉPISTAXIS

LEURS VARIÉTÉS, LEURS CAUSES, LEUR TRAITEMENT.

BIBLIOTHÈQUE NATIONALE
R.F.
IMPRIMÉS

DON.
91-116715

PAR

Le Docteur L.-G. ROY (de Paris)

Ancien Chef de Clinique

Spécialiste des Maladies du Nez, de la Gorge & des Oreilles

Rédacteur en Chef du journal Le Médecin

PARIS
LIBRAIRIE MÉDICALE
21, RUE CUJAS 21
— 1905 —

8° Td 97
168

Des Epistaxis

Leurs variétés, leurs causes, leur traitement.

BIBLIOTHÈQUE NATIONALE

Les différents traités spéciaux s'occupant des affections des fosses nasales ne consacrent à cette question si importante au point de vue pratique, que quelques mots, une page ou deux tout au plus, pressés qu'ils sont d'aborder des questions moins banales et plus propres aux longues dissertations. Ils s'en excusent, du reste, en renvoyant le lecteur aux manuels de Médecine générale, à l'article hémorragie.

Quant à ces derniers, procédant comme leurs collègues les spécialistes, mais avec plus de raison, suivant nous, après avoir parlé des hémorragies en général, ils glissent au plus vite sur les épistaxis, en renvoyant le lecteur pour plus de détails, aux traités spéciaux, de même qu'ils renvoient aux manuels d'accouchement pour les hémorragies *post partum*.

C'est la constatation de cette lacune qui nous a décidé à résumer cette intéressante et très importante question des épistaxis.

Nous diviserons les épistaxis en deux grandes classes :

1° Les Epistaxis *spontanées*.

2° Les Epistaxis *provoquées*.

1° Les Epistaxis spontanées. — Je ne crois pas que l'on ait jamais mieux résumé que Thomas Watson les diverses variétés d'épistaxis spontanées.

Suivant cet auteur, elles sont : « tantôt une *maladie*, tantôt un *avertissement*, tantôt un *remède*. »

Nous allons reprendre chacun de ces termes en particulier.

*
* *

L'épistaxis est, avons-nous dit, *une maladie* ; sa cause pouvant être purement locale, limitée aux fosses nasales, au rhino-pharynx, ou au contraire générale et liée à des troubles organiques.

L'épistaxis envisagée en tant que maladie locale, l'épistaxis idiopathique, ne sera le plus souvent qu'une simple rupture de l'artère de la cloison, pouvant résulter, soit d'un excès de tension au niveau du système circulatoire de la pituitaire (1) (à l'occasion d'un éternuement violent, par exemple), soit d'un défaut des tuniques vasculaires, constituant l'inévitable *Locus minoris resistentiæ*, soit de ces deux causes réunies.

Quel sera dans cette variété d'épistaxis, le siège de l'hémorragie ? C'est là un point important à connaître et dont nous saisirons toute l'utilité quand nous parlerons du traitement.

Le sang jaillit, le plus souvent, à l'endroit où l'artère de la cloison s'anastomose avec la branche ascendante de la palatine descendante, près du canal palatin antérieur. On rencontre

---

(1) Comme le fait très justement remarquer J. Garel (de Lyon), la muqueuse nasale forme un point de rencontre entre le système des carotides interne et externe.

fréquemment en ce point (*fig. 1*), de petites saillies osseuses susceptibles de favoriser une érosion ou une ulcération de la muqueuse (1).

La pituitaire se trouvant congestionnée, il en résultera une sensation de chaleur ou de cuisson qui solliciteront le malade à se gratter avec l'ongle, favorisant ainsi la production de l'épistaxis.

Cette variété serait, suivant Baumgarten, de beaucoup la plus fréquente, et sur 250 cas d'épistaxis, cet auteur dit avoir trouvé 219 fois des lésions sur la cloison. Sans vouloir mettre en doute la parole de Baumgarten, on ne peut s'empêcher de penser qu'il est tombé sur une série exceptionnellement favorable à la thèse qu'il soutient.

Il est, d'autre part, un ensemble de circonstances éminemment favorables à l'éclosion de cette affection et qui jouent le rôle de causes prédisposantes ; ce sont : en premier lieu, *le jeune âge*. C'est, en effet, entre six et dix ans

---

(1) Cozzolino fait remarquer (Archiv. Ital. fasc. 2 et 3 1893) que le sang provient toujours du côté droit chez les droitiers, du côté gauche chez les gauchers.

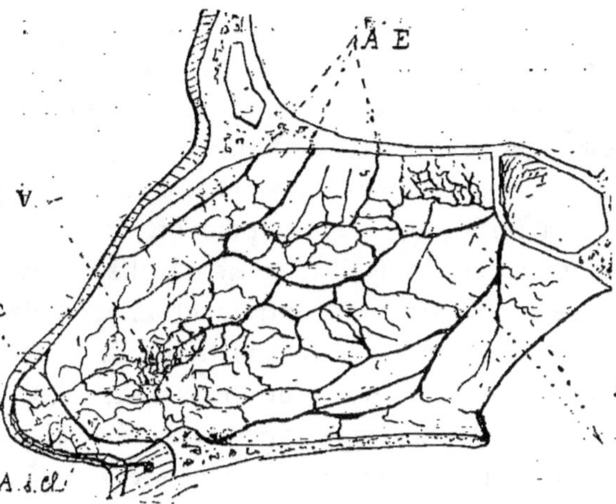

FIG. I. — *Vaisseaux de la cloison nasale.*

Légende. — A. S. cl. artère de la sous-cloison, venant de la faciale, arrose la région narinale. I. d. c. tracé de l'extrémité antérieure du cartilage quadrangulaire. T.V. tache vasculaire.

A. E. artères ethmoïdales, venant de l'ophtalmique et irriguant la région olfactive. — A. S. P. artères sphéno-palatines, irriguant la zône respiratoire (a) *branche interne*, qui est la grande artère de la cloison, l'artère qui est le siège presque constant de l'epistaxis et qui mérite bien le nom d'artère de l'epistaxis. (b) *branche inférieure*, correspondant au bord du vomer sous lequel elle passe, s'anastomose avec la branche interne.

qu'on les rencontrera le plus souvent et cela s'explique facilement ; n'est-ce pas à cette période de l'existence que le plexus pharyngien est le plus fréquemment congestionné, du fait des affections inhérentes à cet âge, telles que : fièvres éruptives à localisations naso-pharyngées (rougeole, scarlatine, diphtérie etc...). N'est-ce pas, enfin, l'âge des tumeurs adénoïdes? le tissu adénoïde rétro-pharyngé atteignant alors son maximum de développement. Or nous savons avec quelle facilité ce tissu lâche et vasculaire se congestionne, entraînant un excès de tension dans toute la circulation naso-pharyngée, à tel point qu'un des bons signes cliniques extérieurs des végétations adénoïdes, chez un jeune enfant, sera souvent la présence de veinules bleuâtres très nettement dessinées à la racine du nez.

Les enfants de 8 à 14 ans, y sont eux aussi, extrêmement sujets, *la masturbation*, suivant certains auteurs, jouant un grand rôle dans leur production.

Chez les filles, *la puberté*, de 12 à 15 ans, n'est pas sans influence non plus ; les règles tardant à venir et étant le plus souvent, pendant un certain temps, irrégulières, voire même douloureuses, nous pourrons voir des épistaxis supplémentaires se produire.

Il ne faut pas oublier l'influence des saisons ; tout le monde sait que c'est au printemps ou en été que l'on rencontre le plus souvent l'épistaxis juvénile (le matin au réveil, en général). Chez les adultes, l'homme y est plus sujet que la femme ; ce fait n'a, du reste, rien pour nous surprendre, la femme ayant dans le flux menstruel, une saignée périodique capable d'abaisser la tension dans tout le système circulatoire. Pour en terminer avec cette catégorie d'épistaxis, il ne nous reste plus qu'à signaler les hémorragies consécutives à une ulcération de fibromes ou de tumeurs malignes des fosses nasales ou à la présence au niveau de la tache vasculaire (1), d'angiomes de la cloison. Comme cas tératologiques, il faut citer les épistaxis consécutives, chez certains individus à la respiration dans une atmosphère saturée de poussières ou d'odeurs fortes. Certaines odeurs provoquant toujours ce phénomène chez les mêmes individus, alors que d'autres odeurs plus

(1) La tache vasculaire se trouve située sur la cloison à un centimètre environ au-dessus de l'épine nasale ; elle correspond à la zône irriguée par la terminaison de la branche interne de la sphéno-palatine (*voir fig. 1.*)

violentes sont sans action sur leur pituitaire (et cela sans éternuements, pouvant expliquer ce phénomène).

Avant de passer à une autre variété d'épistaxis, je signalerai les hémorragies nasales en nappe, consécutives à une affection générale cachectisante et devenant par leur abondance et leur durée une véritable *maladie*, venant aggraver l'affection première. J'ai eu l'occasion d'être appelé dernièrement auprès d'une malade qui, à la suite d'une fièvre typhoïde longue et particulièrement insidieuse, souffrait depuis trois mois, d'épistaxis à répétition, que rien n'avait pu enrayer. Un spécialiste avait été appelé qui avait pratiqué un tamponnement antérieur, avec de l'ouate imbibée d'une solution de perchlorure de fer, malgré ce tamponnement et le traitement général fort bien institué par le médecin (traitement sur lequel je reviendrai en parlant de la thérapeutique des épistaxis), le sang filtrait par la narine et surtout le long du pharynx. Ayant eu la chance d'arriver au moment psychologique, ou d'avoir employé des hémostatiques plus appropriés, (1)

(1) Voir à la fin de cet article le traitement que je conseille d'habitude dans ces sortes de cas.

j'ai eu la satisfaction d'arrêter l'épistaxis, et depuis cette époque, aucun suintement sanguin, si minime soit-il, n'a reparu.

*
* *

L'épistaxis sera, dans certains cas, une indication, un *avertissement*, dont nous devrons tenir compte. Et c'est bien le cas de dire que, si la lésion réside sur la pituitaire, le pronostic sera au cœur, au foie ou aux reins. C'est à l'épistaxis *symptomatique* que nous faisons allusion.

Depuis que les médecins se sont partagé les différentes branches de la médecine, on semble négliger un peu trop, et bien à tort, les indications générales au profit des indications locales.

En présence d'une épistaxis assez sérieuse, pour nécessiter notre présence, à nous spécialistes, soyons excessivement circonspects et n'intervenons jamais, sans avoir, de concert avec le médecin traitant, soigneusement passé en revue tous les organes de notre malade (1).

Certains signes pourront attirer particulière-

(1) Notre confrère pourra, en outre, avoir déjà fait à ses dépens d'utiles constatations sur la tolérance de son client, vis-à-vis des médicaments (idiosyncrasies).

ment notre attention vers les viscères, ce seront, pour ne citer que les principaux :

Le *siège de l'hémorragie* (partie postérieure des fosses nasales) et *sa modalité* (en nappe). Il est une variété d'épistaxis, trop peu connue, dont la cause véritable nous échappera le plus souvent, surtout si nous ne sommes pas mis au courant des antécédents héréditaires ou personnels de notre client par le médecin traitant, ce sont les épistaxis *névropathiques.*

Ces hémorragies nasales ont leur maximum de fréquence dans l'enfance et sont le plus souvent occasionnées par les changements brusques de température, ou les émotions violentes provoquant un trouble dans l'équilibre du système nerveux. Suivant Lancereaux, la preuve de l'origine nerveuse de certaines épistaxis se tirerait de leur répétition successive et de l'absence de lésions appréciables à l'examen rhinoscopique. Elles auraient donc une action purement *dynamique*, et ne seraient qu'une fluxion d'origine vaso-motrice.

Entre autres signes susceptibles d'attirer notre attention, au cours d'une épistaxis, vers les viscères, il faut citer en dernier lieu, *l'âge du malade.*

Méfiez-vous des hémorragies à répétition, chez l'homme qui frise la quarantaine et pensez au brightisme ou à la cirrhose hépatique. Je ne parlerai pas des épistaxis pouvant être un des premiers symptômes d'une fièvre typhoïde, ils sont trop connus de tous. Chez les sujets qui ont fréquenté les colonies, nous pourrons utilement penser aux parasites intestinaux, bothriocéphale et ankylostome duodénale, provoquant tous les deux une anémie intense, pernicieuse même parfois ; l'un par l'inanition qu'il détermine, l'autre par les hémorragies qu'il provoque. L'examen du pouls sera pour nous d'une utilité capitale, en nous donnant une notion exacte de la tension sanguine. Un pouls bondissant et dépressible, battant à cent pulsations par minute sera l'indice d'une faible tension artérielle, alors au contraire, qu'un pouls plein, régulier à soixante-dix, nous permettra d'affirmer presque constamment que la tension sanguine étant normale, le malade ne court aucun risque, et que s'il a perdu déjà une certaine quantité de sang, cette perte n'est qu'une saignée utile.

Je ne parlerai pas des épistaxis des tuberculeux et des cachectiques (cancéreux) pas plus que des épistaxis survenant au cours des fièvres infectieuses, leur indication étant superflue, ce sont des hémorragies *critiques*.

Comme vous le voyez, l'épistaxis n'est pas toujours une maladie redoutable, risquant de provoquer une anémie parfois sérieuse, ou d'entraîner la mort, elle sera bien souvent pour le clinicien, le fil conducteur qui lui permettra de découvrir une affection organique grave et jusqu'alors méconnue.

Et si Lasègue a pu dire : que souvent l'épistaxis sans cause connue, survenant à l'âge de 60 ans peut être le premier coup de cloche qui sonne le glas, chez nos malades, ces épistaxis seront le tocsin qui annonçant l'incendie, permettra de les sauver ou tout au moins de faire la part du feu.

L'épistaxis n'est donc pas toujours une maladie, je dirai même plus, elle pourra dans certains cas devenir une opération d'urgence, une sorte de protestation de la nature contre l'ostracisme officiel de l'antique saignée. C'est des épistaxis *supplémentaires* que je veux parler.

*
* *

Nous avons tous eu l'occasion de rencontrer, sinon dans notre clientèle, au moins à l'hôpital de ces cas tératologiques, de femmes (réglées par le nez) (1) qui chaque mois, au lieu du flux menstruel, perdaient pendant plusieurs jours une assez forte quantité de sang par les narines. Mais ce sont des raretés sans intérêt scientifique. Il n'en est pas de même des épistaxis précédant ou suivant les règles, qu'elles aient tardé à se produire ou qu'elles se soient montrées insuffisantes.

Ces hémorragies seront précédées de prodromes : dyspnée, céphalée, congestion de la face, localisée dans nombre de cas, du côté correspondant à la narine qui sera le siège de l'épistaxis. Le plus souvent, il survient un mieux sensible à la suite de cette saignée naturelle ; les vertiges, le malaise général dont souffrait le malade disparaissent comme par enchantement, c'est ce qui a permis de dire, que dans certains cas, l'épistaxis pouvait être un *remède*.

De même chez l'homme, surtout au voisinage de la quarantaine, comme je le signalais précédemment, chez les arthritiques de préférence,

(1) On a même cité le cas d'une jeune fille qui, ayant vu ses règles disparaître, avait chaque mois des hémorragies abondantes par un doigt.

le flux hémorroïdaire, comme l'hémorragie nasale, viendront bien souvent prévenir la fatale congestion (1), véritable saignée diminuant la tension artérielle. C'est par là que je terminerai cette trop courte étude des épistaxis spontanées, en faisant remarquer que s'il est des cas où l'on doit arrêter l'hémorragie nasale, il en est d'autres où l'on doit la respecter. C'est une leçon que nous donne la nature, sachons en profiter.

Je citerai pour terminer, un exemple typique qui remonte à Galien :

« Appelé auprès d'un jeune homme atteint d'une maladie aiguë, tourmenté d'un délire furieux et ayant continuellement sous les yeux un serpent enflammé. Les médecins qui assistaient à la consultation proposaient la saignée ; Galien s'y refusa et annonça une hémorragie nasale très prochaine. Il désigna même à l'aide d'une légère rougeur des environs du nez, la narine par laquelle elle devait s'effectuer. En

(1) La circulation nasale est en rapport intime avec la circulation encéphalique, par les vaisseaux ethmoïdaux, c'est en particulier à la partie antérieure de la cloison que l'on trouve une anastomose entre les extrémités de l'artère sphéno-palatine et la terminaison de la palatine ascendante *(voir. fig. 1)*.

effet, le malade ayant porté son doigt à son nez pour calmer sans doute la démangeaison qu'il y ressentait, fit ruisseler le sang de sa narine avec abondance ; les accidents cessèrent et le malade fut sauvé. »

*
* *

2° *Les épistaxis provoquées*, n'offrent pas grand intérêt au point de vue clinique. Elles sont, ou le résultat de traumatismes accidentels, (chutes ou coups sur la face), ou d'opérations chirurgicales sur cette région. A citer encore les fractures de l'étage antérieur du crâne.

L'épistaxis qui en résulte se reconnaît à sa durée prolongée, à l'écoulement de sérosité qui lui succède et aux symptômes cérébraux qui l'accompagnent.

Nous ne parlons ici des épistaxis provoquées que pour mémoire, tout leur intérêt résidant dans la thérapeutique à employer, que nous étudierons par la suite.

Envisagée sous ce jour, et à ces différents points de vue, l'étude de la banale et vulgaire épistaxis devient singulièrement large et intéressante.

R.F.

Comme nous croyons l'avoir montré dans cette étude, il n'y a pas une épistaxis, mais bien *des épistaxis*. Notre thérapeutique sera donc en conséquence essentiellement différente suivant les variétés que nous aurons à combattre. Quelle que soit la forme à laquelle nous aurons à faire, deux indications bien nettes se poseront toujours, ce sera l'institution :

1° D'un traitement *symptomatique* ou *palliatif*.

2° D'un traitement *causal* ou *curatif*.

En présence d'une épistaxis *bénigne*, peu abondante et résultant d'une congestion céphalique passagère, ou d'un grattage de la cloison nasale au niveau de la tache vasculaire, le premier moyen à employer, réédité des anciens, c'est la simple compression digitale des ailes du nez, maintenue pendant cinq ou six minutes environ. Cette compression sera réalisée à l'aide des doigts, du fixateur en baleine de Delstanche, ou d'une pince compressive dans le genre de celle de Laborde, pour les tractions rythmées de la langue (*voir fig. 2 et 3*).

On se trouvera bien de transporter le malade dans un endroit frais et bien aéré, après avoir supprimé toute cause capable d'entretenir de la congestion céphalique, telle que cravate ou faux cols entravant le retour du sang vers le cœur. Bien souvent, à la suite de ce simple procédé l'épistaxis s'arrêtera, mais c'est là, l'hypothèse la plus favorable.

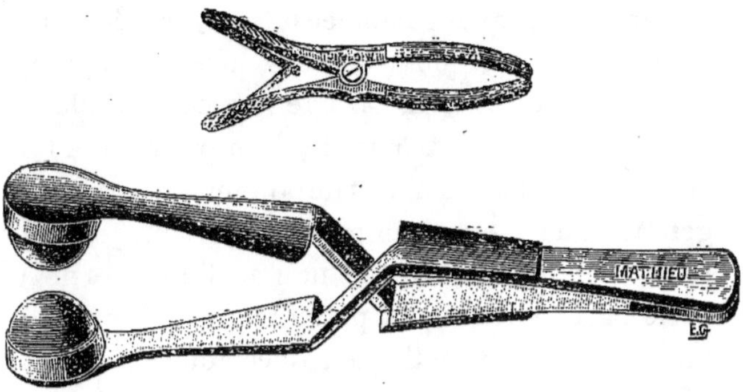

Fig. 2 et 3. — *Compresseurs des ailes du nez.*

Dans le cas où l'hémorragie persiste, nous avons la ressource des humages de solutions astringentes ou hémostatiques, telles que jus de citron, eau de Pagliari, eau oxygénée etc... On a reproché aux astringents de provoquer de l'*anosmie*, et cela non sans raisons, aussi nous méfierons-nous de ce procédé simpliste et si pratique. Nous lui en substituerons un autre, non moins facile à réaliser, et qui ne présente pas les mêmes inconvénients ; c'est l'irrigation ou la douche nasale avec de l'eau très chaude. Elle a l'avantage de balayer tous les petits caillots et de favoriser la formation d'un autre caillot plus résistant (1). Si le sujet n'est atteint d'aucune affection hémorragipare, telle que hémophilie, scorbut ou anémie grave pernicieuse, ou de lésions nasales pathologiques (tumeurs, ulcères) l'épistaxis bénigne résistera rarement à ce procédé. Si cependant elle persistait, il nous resterait encore la ressource d'un tamponnement passager à l'aide d'ouate imbibée d'eau oxygénée médicinale à 12 volumes, non acidifiée. Je ne parle paset à dessein du perchlorure de fer qui, s'il est un hémostatique respectable vu son grand âge, n'en mérite pas moins d'être abandonné, à cause de son action irritante sur la pituitaire, se traduisant bien souvent par des hémorragies nasales secondaires.

Quand, après un tamponnement provisoire, on a pu distinguer nettement le siège de l'hémorragie, il ne reste plus qu'à pratiquer la cautérisation de l'artériole qui donne du sang, à l'aide du galvano-cautère porté au rouge som-

---

(1) Lennox Browne.

bre (*fig. 4*). Certains auteurs conseillent l'électrolyse de la portion supérieure de l'artère, au voisinage du point qui saigne (*fig. 5*). Je préfère de beaucoup le premier procédé qui est, à mon avis plus fidèle. On a encore proposé la cautérisation à l'aide d'une perle de nitrate d'argent ou d'acide chromique ; ce procédé a l'immense avantage d'être d'un usage très pra-

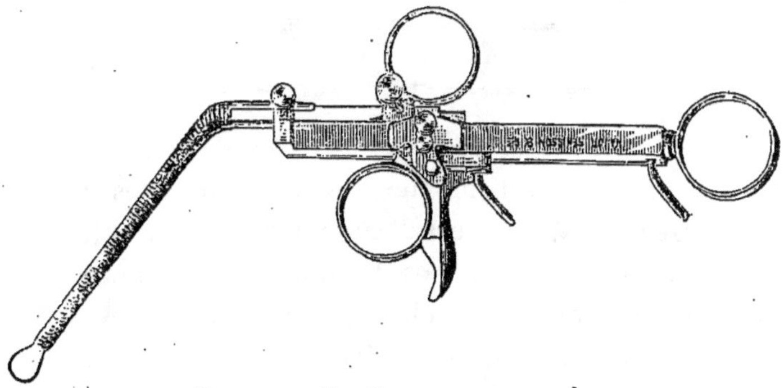

FIG. 4. — *Cautère avec son manche.*

tique en clientèle, mais il est moins fidèle que la galvano-cautérisation.

Je n'ai pas parlé, et à dessein, des nombreux moyens populaires vantés contre l'épistaxis, tels que la clef dans le dos, ou l'élévation des bras qui sont sans grande valeur au point de vue thérapeutique, bien que pour la plupart ils reposent sur un principe scientifique.

Il nous reste à envisager maintenant, la forme grave des épistaxis ; dans cette forme, liée le plus souvent à des troubles organiques, la muqueuse saigne sur presque toute son étendue, c'est ce que j'ai appelé l'*épistaxis en nappe*. Notre premier soin sera d'arrêter de suite l'écoulement du sang, et, pour ce faire, nous aurons recours au tamponnement anté-

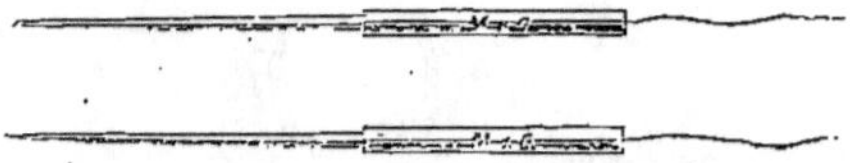

Fig. 5. — *Aiguilles isolées, pour l'électrolyse.*

rieur réalisé à l'aide de longues bandelettes de gaze stérile, imbibées d'eau oxygénée à 12 volumes, que l'on superposera en dirigeant son tamponnement de bas en haut. On pourra utilement recouvrir le tampon extérieur d'un petit carré d'amadou qui oblitérera complètement la fosse nasale. Ce tamponnement n'y devra pas séjourner plus de 24 heures au maximum.

Dans les cas très rebelles on a vanté le coton à la ferripyrine. Paul Carnot a recommandé, il y a quelques années, l'emploi d'une solution de gélatine à 5 ou 10 o/o dans du sérum physiologique, en applications locales ou en injections. Pour les applications locales, on fait usage en général de la solution à 10/100 liquéfiée au bain-marie. On en injecte dans la fosse nasale qui saigne, à l'aide d'une seringue à hydrocèle, et cela aussi doucement que possible.

Je n'ai, pour ma part, jamais recouru à ce procédé, qui, dans des épistaxis graves pour lesquelles je fus appelé, avait été employé avant mon intervention et sans succès ; je lui préfère de beaucoup le tamponnement des fosses nasales à l'aide d'ouate hydrophile ou de gaze légèrement imbibée d'eau oxygénée avec, comme adjuvant à l'intérieur, de l'ergotine ou du chlorure de calcium suivant, la formule :

R)	Chlorure de calcium cristallisé . .	5 gr.
	Sirop d'écorces d'oranges amères.	40 —
	Rhum	30 —
	Teinture de canelle	5 —
	Eau distillée	50 —

Fsa : potion à prendre par cuillerées à bouche.

Mais, à quel genre de tamponnement recourerons-nous ? Deux cas se peuvent présenter : *a*) nous sommes à la campagne, sans instruments pour écarter les narines, sans pinces, et à plus forte raison sans miroir frontal pour nous éclairer. Dans ce cas, l'idéal consiste, après irrigation à l'eau *très* chaude de la narine en cause, à prendre de l'ouate hydrophile que nous roulerons en cordon, et que nous arroserons, si possible, d'eau oxygénée à 12 volumes ou de solution d'antipyrine au 1/5° ou au 1/10°, et à introduire cette mèche aussi doucement et aussi avant que possible dans la fosse nasale qui saigne. On aura soin ensuite de comprimer pendant cinq a dix minutes les ailes du nez contre la cloison.

Dans certains cas particulièrement graves et disons-le, assez rares, ce tamponnement antérieur si bien réalisé soit-il, pourra se montrer insuffisant. Nous devrons alors recourir au tamponnement postérieur, malgré ses nombreux inconvénients. Je n'en dirai qu'un mot, tout le monde le connaissant, ce sera pour conseiller de substituer une sonde uréthrale en gomme n° 10 à la classique sonde de Belloc (1) ; *b*) si au

(1) 1° Prendre un tampon d'ouate, de la grosseur de la dernière phalange du pouce du patient, suivant le conseil de Zarniko. Ce tampon, est attaché par un fil solide dont les deux chefs seront longs de 15 centimètres environ. La sonde uréthrale étant portée dans la profondeur de la narine est saisie dans le pharynx avec les doigts.

(L'avantage de la sonde en gomme sur la sonde de Belloc est sa souplesse qui lui permet de passer sans érosions dans tous les nez, quelqu'obstrués qu'ils soient.)

2° Le tampon d'ouate est fixé par son fil après l'extrémité de la sonde qui pend dans la bouche.

3° On retire alors la sonde de la narine entraînant avec

contraire le malade vient nous consulter dans notre bureau, où nous possédons des moyens d'investigation et de tamponnement méthodiques et précis, le tamponnement postérieur sera, le plus souvent superflu, en procédant suivant la méthode que j'emploie et dont je vais vous donner un bref aperçu :

Je commence par prendre une lanière de gaze iodoformée ou tout simplement stérilisée, de deux centimètres de largeur sur trente de longueur environ, que je plie de façon à obtenir un petit paquet carré, que j'imbibe légèrement d'eau oxygénée. Attachant ensuite à l'extrémité supérieur de ce paquet de gaze, le bout d'une aiguillée de gros fil bis, je traverse avec l'aiguille et le fil tout le paquet de gaze par le milieu, de façon à obtenir, après déplissement, la mèche de gaze accordéon représentée à la (*fig.* 6). J'introduis alors, sous le contrôle d'un bon éclairage et en écartant, autant que possible, les narines à l'aide d'un spéculum nasi, la mèche ainsi déplissée à l'aide d'une longue et mince pince à tamponnement, (*fig.* 7) aussi

---

elle le tampon d'ouate qui vient oblitérer l'orifice choannale ; on n'aura plus ensuite qu'à introduire dans la narine des tampons d'ouate hydrophile par dessus lesquels on attachera ensemble les deux chefs du fil qui a servi à mettre en place le tampon postérieur.

avant que possible dans la narine, et toujours au-delà du point qui saigne ; retirant doucement la pince, je pousse à plusieurs reprises quelques centimètres de gaze au-delà de la zône hémorragipare. Fixant alors à ce niveau, la gaze avec la pince, on retire doucement le fil à soi, sans à coups. On n'aura plus ensuite qu'à pousser dou-

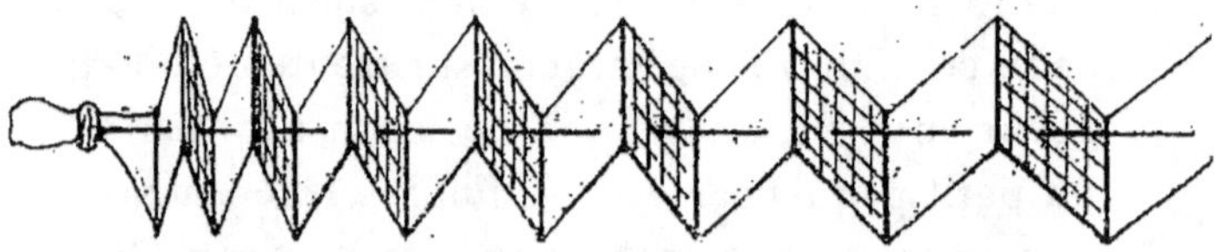

Fig. 6

cement la mèche entière dans la profondeur de la narine en ayant bien soin de retenir le fil. Après avoir aussi constitué un tampon postérieur, on pourra bourrer la narine de tampons d'ouate légèrement imbibés d'eau oxygénée médicinale à 12 volumes, dont le dernier sera attaché après le fil qui fixe la mèche de gaze accordéon ; par dessus le tout, on appliquera utilement un carré d'amadou.

Dans les cas graves, on tiendra le malade au lit et on ne lui tolérera que des boissons glacées, la pièce dans laquelle il repose sera bien aérée. On pourra, en outre, faire de la révulsion aux membres inférieurs, à l'aide de sinapismes ou de bouillottes très chaudes.

Il est un produit nouveau, autour duquel on a fait tant de bruit qu'une étude sur les épistaxis a le devoir de le citer ne serait-ce qu'à titre documentaire ; c'est *l'adrénaline* (1).

Il en sera certainement de ce produit (prin-

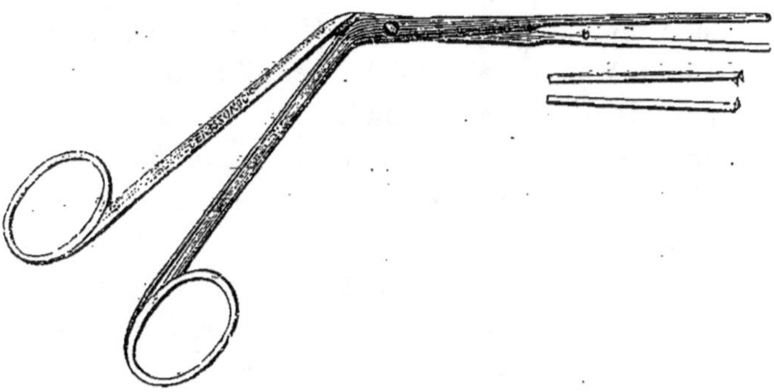

FIG. 7. — *Pince pour tamponnement des fosses nasales.*

cipe actif des capsules surrénales) comme de beaucoup d'autres ; nous lui demanderons plus qu'il ne peut donner, quitte à le rendre responsable de nos insuccès. C'est un produit doué de propriétés ischémiantes véritablement prodigieuses, qui permet d'opérer à blanc sur la muqueuse pituitaire si riche en vaisseaux san-

(1) Chlorhydrate d'adrénaline en solution au 1/1000°.

guins. Comme hémostatique, je n'ai jamais eu à m'en féliciter et son emploi s'est à plusieurs reprises montré infidèle, là où l'eau oxygénée a réussi.

En résumé, utile pour les opérations sur le nez et les oreilles en évitant l'afflux du sang qui masque le champ opératoire de ces régions peu accessibles, mais hémostatique infidèle, à signaler une des propriétés intéressantes de l'adrénaline, c'est qu'elle semble augmenter considérablement le pouvoir anesthésiant de la cocaïne, ce qui permettrait d'employer des solutions de cocaïne beaucoup moins concentrées.

Terminons enfin, en citant le Penghawar Djambi, hémostatique végétal, très recommandable, en particulier dans les épistaxis traumatiques.

On applique, à l'aide d'une pince nasale, quelques houppes de ces filaments soyeux sur le point hémorragipare. En présence du sang, les filaments de Penghawar se gonflent et l'on obtient un feutrage qui favorise la prompte formation d'un caillot. Ayant eu l'occasion d'expérimenter ce nouvel hémostatique, je crois pouvoir le conseiller.

1° : Dans les épistaxis traumatiques, ou dans les

épistaxis à répétion, en l'absence d'un médecin outillé pour cautériser le point qui saigne.

2° : Dans les plaies opératoires des fosses nasales, pour éviter d'abord une perte de sang inutile et ensuite pour dégager le champ opératoire.

3° : Comme préventif d'une épistaxis secondaire principalement après l'emploi de l'Adrénaline.

Sans entraver la respiration, il aide à la rapide formation d'un caillot ; il évite en outre le tamponnement toujours si dangereux par ses conséquences.

Les propriétés hémostatiques du Penghawar, connues depuis le Moyen-âge, paraissent dues à une action purement mécanique, sans préjudice cependant de l'action astringente du tannin que renferment les poils jaunâtres et soyeux du Penghawar. La stérilisation n'entrave en rien son action et permet de se mettre à l'abri des risques d'infection.

A quelque variété d'épistaxis que nous ayons à faire, une fois l'écoulement sanguin tari, notre premier soin sera d'éviter son retour ; nous recommanderons en premier lieu au malade d'éviter tout mouvement brusque, tout effort. Puis, pour favoriser la solidité et la consîstance du caillot, on se trouvera bien d'insuffler dans la narine une petite quantité d'une poudre astringente composée d'alun, de cachou et de ratanhia par exemple. Les jours suivants, on pourra prescrire des pommades astringentes de façon à favoriser la chute spontanée de la croute.

Mais, comme nous le disions au début de cet article, notre thérapeutique ne doit pas s'en tenir au traitement local, si important soit-il ! Il faut lui adjoindre un traitement général énergique et rationnel. Je ne parle pas des épistaxis bénignes et localisées qui sont du ressort exclusif de la cautérisation à l'aide du galvano ou des caustiques chimiques, nitrate d'argent ou acide chromique. Chez les anémiques, l'emploi des toniques, des arsenicaux et du quinquina trouvera bien souvent son indication. Chez les cachectiques en particulier, la quinine à hautes doses, semble donner au système nerveux une tonicité qui lui fait défaut et qui se traduira par une contractibilité plus grande des vaso-moteurs. En effet c'est à supprimer la cause que devront tendre tous nos efforts, si nous ne voulons pas que l'épistaxis se reproduise indéfiniment. La première chose à faire en présence d'une épistaxis sérieuse, c'est de faire l'*examen soigneux des urines*, l'indication m'en paraît aussi urgente qu'au cours d'une poussée de furoncles.

L'examen des reins nous fournira bien souvent d'utiles indications au point de vue des précautions à apporter dans le traitement de l'épistaxis que nous pourrons dans certains cas ne pas nous hâter d'arrêter ; dans l'urémie aiguë, par exemple, l'épistaxis peu abondante sera pour nous l'indication d'une saignée ou de ventouses scarifiées sur la région lombaire.

Chez les brightiques ou les cardiaques artério scléreux, on considérera l'épistaxis comme un avertissement de redoubler de sévérité dans l'observation du traitement ioduré, du régime lacté absolu, et plus tard du régime lacto-végétarien.

L'épistaxis chez les hépatiques sera une indication du régime lacto-alcalin prolongé et parfois de ventouses scarifiées ou d'un vésicatoire dans la région hépatique. Voilà les précautions que l'épistaxis devra parfois nous suggérer et que, de concert avec le médecin traitant, nous devrons prendre, pour éviter leur retour. Chez les hémophiles, les scorbutiques et autres, tels que les purpuriques de cause quelconque, notre action locale sur les vaisseaux de la pituitaire serait manifestement insuffisante, les altérations vasculaires n'étant pas uniquement en cause ; les troubles du sang (hypoalbuminose, hypoglobulie) et en outre les troubles nutritifs résultant d'intoxications, de cachexie et de trophonévroses venant se surajouter aux troubles vasculaires qui ne se trouvent bien souvent être qu'un accident, au cours d'une *maladie*.

Voilà ce que nous devrons conclure d'une épistaxis sérieuse, surtout si elle offre des tendances à se reproduire ; nous l'envisagerons comme un symptôme, et si nous savons l'interpréter elle deviendra bien souvent un avertissement.

Dr L.-G. Roy.

R.F.

86

Seule Maison

DRAPIER & FILS

Fondee en 1289

FOURNISSFURS DES HOPITAUX CIVILS ET MILITAIRES

VAN STEENBRUGGHE et BRETON O I Succrs

41, rue de Rivoli et Boulevard de Sébastopol 7 – PARIS

BANDAGES-ORTHOPÉDIE

INSTRUMENTS DE CHIRURGIE

CEINTURES

CORSETS

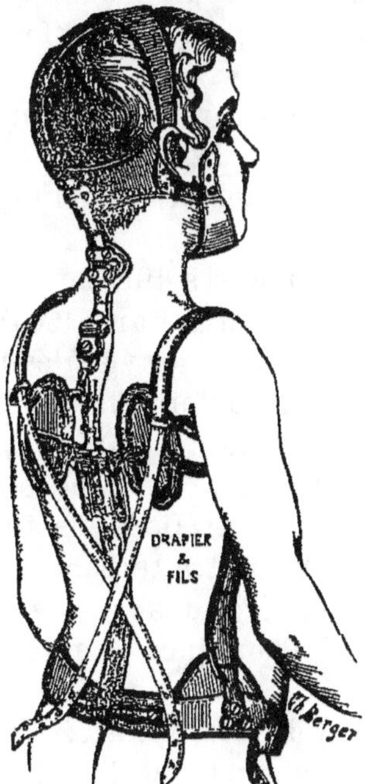

APPAREILS D'HYGIÈNE

BAS ÉLASTIQUES

PANSEMENTS

Nouveaux Appareils pour l'AUTO-MASSAGE

Voies respiratoires – Voies urinaires

APPAREILS DE GYNÉCOLOGIE

STÉRILISATEURS

CATALOGUE FRANCO

TELEPHONE 106 45

DU MÊME AUTEUR

Infection d'origine auriculaire sans thrombo-sinusite grand in-8° 100 pages env. (Jouve et Boyer éditeurs, Paris 1900).

De la furonculose du conduit auditif et de son traitement. (Moniteur thérapeutique 1902).

Les sinusites frontales, thérapeutique au début des XIXe et XXe siècles. Critique, conclusions. (Paris 1902).

Des épistaxis, leurs variétés, leurs causes, leur traitement. (Le Médecin 1903).

Des otites moyennes aiguës suppurées : étiologie, symptômes et thérapeutique. (Paris, Revue Médicale, mars 1903).

Des accidents consécutifs à l'éruption dentaire et des moyens d'y remédier. 1903.

La syphilis nasale, étude clinique et thérapeutique. (Paris 1903).

L'oreille moyenne, ses affections, sa chirurgie. (Grand in-8° 200 pages env. Paris 1904).

De l'hypertrophie des amygdales et des différents procédés opératoires dont elle est justiciable. (Le Médecin, avril, mai, juin 1903).

L'hygiène de l'oreille. (Le Médecin 1904).

L'hygiène du larynx. (Le Médecin 1904).

De l'ozène et de son traitement. (Revue Médicale 1904).

Quelques considérations sur le traitement des otites moyennes chroniques fongueuses. (Revue Médicale 1904).

Du traitement de la diphtérie. (Revue Médicale 1904).

Le salicylate de soude et l'aspirine dans le traitement des états fluxionnaires de la cavité bucco-pharyngée. (Le Médecin 1904).

Quelques considérations sur les abcès de l'amygdale linguale. (Paris 1904).

Quelques considérations sur le cancer epithélial de la langue. (Paris 1904).

Des polypes muqueux des fosses nasales et de leur traitement. (Le Médecin 1904, Les Tablettes mobiles et La Revue Médicale).

Etude clinique et thérapeutique des laryngites tuberculeuses. (Le Médecin 1904).

www.ingramcontent.com/pod-product-compliance
Lightning Source LLC
LaVergne TN
LVHW021528140926
848035LV00047B/1249
* 9 7 8 2 0 1 4 1 1 4 7 5 1 *